Libro di bordo della manica gastrica

Questo libro appartiene a:

_____

_____

_____

_____

_____

_____

_____

Questo libro vi aiuterà a tenere traccia della vostra dieta quotidiana, delle emozioni, dell'assunzione di vitamine e integratori, del ritmo del sonno, dell'assunzione di proteine, dell'assunzione di acqua e molto altro ancora.

Libro di bordo della manica gastrica

Data : / /

Peso

Consumo di acqua
1 Coppa = 8 OZ

Farmaci/ integratori

	basso	medio	alto
Qualità del sonno	○	○	○
Livello di energia	○	○	○
Livello di attività	○	○	○

Il mio stato d'animo — cattivo ○○○○ normale ○○○ buono ○○

Esercizio

Note, obiettivi, eventi quotidiani

Registrazione degli alimenti

Alimentazione	Tempo	Immediatamente	Dopo 1 ora	Dopo 3 ore

Traccia la dieta, l'umore, i pasti, le calorie, i farmaci/gli integratori, l'esercizio fisico, il peso e l'intervento di bypass gastrico.

Libro di bordo della manica gastrica

Data : / /

Peso

Consumo di acqua
1 Coppa = 8 OZ

Farmaci/ integratori

	basso	medio	alto
Qualità del sonno	○	○	○
Livello di energia	○	○	○
Livello di attività	○	○	○

Il mio stato d'animo — cattivo ○○○○ normale ○○○ buono ○○

Esercizio

Note, obiettivi, eventi quotidiani

Registrazione degli alimenti

Alimentazione	Tempo	Immediatamente	Dopo 1 ora	Dopo 3 ore

Traccia la dieta, l'umore, i pasti, le calorie, i farmaci/gli integratori, l'esercizio fisico, il peso e l'intervento di bypass gastrico.

Libro di bordo della manica gastrica

Data : / /

Peso

Consumo di acqua
1 Coppa = 8 OZ

Farmaci/ integratori

	basso	medio	alto
Qualità del sonno	○	○	○
Livello di energia	○	○	○
Livello di attività	○	○	○

Il mio stato d'animo   cattivo ○○○ normale ○○○ buono ○○○

Esercizio

Note, obiettivi, eventi quotidiani

Registrazione degli alimenti

Alimentazione	Tempo	Immediatamente	Dopo 1 ora	Dopo 3 ore

Traccia la dieta, l'umore, i pasti, le calorie, i farmaci/gli integratori, l'esercizio fisico, il peso e l'intervento di bypass gastrico.

Libro di bordo della manica gastrica

Data: / /

Peso

Consumo di acqua
1 Coppa = 8 OZ

Farmaci/ integratori

	basso	medio	alto
Qualità del sonno	○	○	○
Livello di energia	○	○	○
Livello di attività	○	○	○

Il mio stato d'animo — cattivo ○○○○ normale ○○○ buono ○○

Esercizio

Note, obiettivi, eventi quotidiani

Registrazione degli alimenti

Alimentazione	Tempo	Immediatamente	Dopo 1 ora	Dopo 3 ore

Traccia la dieta, l'umore, i pasti, le calorie, i farmaci/gli integratori, l'esercizio fisico, il peso e l'intervento di bypass gastrico.

Libro di bordo della manica gastrica

Data : / /

Peso

Consumo di acqua
1 Coppa = 8 OZ

Farmaci/ integratori

	basso	medio	alto
Qualità del sonno	○	○	○
Livello di energia	○	○	○
Livello di attività	○	○	○

Il mio stato d'animo cattivo ○○○○○○○○○ buono (normale)

Esercizio

Note, obiettivi, eventi quotidiani

Registrazione degli alimenti

Alimentazione	Tempo	Immediatamente	Dopo 1 ora	Dopo 3 ore

Traccia la dieta, l'umore, i pasti, le calorie, i farmaci/gli integratori, l'esercizio fisico, il peso e l'intervento di bypass gastrico.

Libro di bordo della manica gastrica

Data : / /

Peso

Consumo di acqua
1 Coppa = 8 OZ

Farmaci/ integratori

	basso	medio	alto
Qualità del sonno	○	○	○
Livello di energia	○	○	○
Livello di attività	○	○	○

Il mio stato d'animo: cattivo ○○○○ normale ○○○ buono ○○○

Esercizio

Note, obiettivi, eventi quotidiani

Registrazione degli alimenti

Alimentazione	Tempo	Immediatamente	Dopo 1 ora	Dopo 3 ore

Traccia la dieta, l'umore, i pasti, le calorie, i farmaci/gli integratori, l'esercizio fisico, il peso e l'intervento di bypass gastrico.

Libro di bordo della manica gastrica

Data : / /

Peso

Consumo di acqua
1 Coppa = 8 OZ

Farmaci/ integratori

	basso	medio	alto
Qualità del sonno	○	○	○
Livello di energia	○	○	○
Livello di attività	○	○	○

Il mio stato d'animo — cattivo ○○○○ normale ○○○ ○○ buono ○

Esercizio

Note, obiettivi, eventi quotidiani

Registrazione degli alimenti

Alimentazione	Tempo	Immediatamente	Dopo 1 ora	Dopo 3 ore

Traccia la dieta, l'umore, i pasti, le calorie, i farmaci/gli integratori, l'esercizio fisico, il peso e l'intervento di bypass gastrico.

Libro di bordo della manica gastrica

Data : / /

Peso

Consumo di acqua
1 Coppa = 8 OZ

Farmaci/ integratori

	basso	medio	alto
Qualità del sonno	○	○	○
Livello di energia	○	○	○
Livello di attività	○	○	○

Il mio stato d'animo — cattivo ○○○○ normale ○○○ buono ○○

Esercizio

Note, obiettivi, eventi quotidiani

Registrazione degli alimenti

Alimentazione	Tempo	Immediatamente	Dopo 1 ora	Dopo 3 ore

Traccia la dieta, l'umore, i pasti, le calorie, i farmaci/gli integratori, l'esercizio fisico, il peso e l'intervento di bypass gastrico.

Libro di bordo della manica gastrica

Data : / /

Peso

Consumo di acqua
1 Coppa = 8 OZ

Farmaci/ integratori

	basso	medio	alto
Qualità del sonno	○	○	○
Livello di energia	○	○	○
Livello di attività	○	○	○

Il mio stato d'animo — cattivo ○○○○ normale ○○○ buono ○○

Esercizio

Note, obiettivi, eventi quotidiani

Registrazione degli alimenti

Alimentazione	Tempo	Immediatamente	Dopo 1 ora	Dopo 3 ore

Traccia la dieta, l'umore, i pasti, le calorie, i farmaci/gli integratori, l'esercizio fisico, il peso e l'intervento di bypass gastrico.

Libro di bordo della manica gastrica

Data : / /

Peso

Consumo di acqua
1 Coppa = 8 OZ

Farmaci/ integratori

	basso	medio	alto
Qualità del sonno	○	○	○
Livello di energia	○	○	○
Livello di attività	○	○	○

Il mio stato d'animo — cattivo ○○○○ normale ○○○ buono ○○

Esercizio

Note, obiettivi, eventi quotidiani

Registrazione degli alimenti

Alimentazione	Tempo	Immediatamente	Dopo 1 ora	Dopo 3 ore

Traccia la dieta, l'umore, i pasti, le calorie, i farmaci/gli integratori, l'esercizio fisico, il peso e l'intervento di bypass gastrico.

Libro di bordo della manica gastrica

Data : / /

Peso

Consumo di acqua
1 Coppa = 8 OZ

Farmaci/ integratori

	basso	medio	alto
Qualità del sonno	○	○	○
Livello di energia	○	○	○
Livello di attività	○	○	○

Il mio stato d'animo — cattivo ○○○ normale ○○○ buono ○○○

Esercizio

Note, obiettivi, eventi quotidiani

Registrazione degli alimenti

Alimentazione	Tempo	Immediatamente	Dopo 1 ora	Dopo 3 ore

Traccia la dieta, l'umore, i pasti, le calorie, i farmaci/gli integratori, l'esercizio fisico, il peso e l'intervento di bypass gastrico.

Libro di bordo della manica gastrica

Data : / /

Peso

Consumo di acqua
1 Coppa = 8 OZ

Farmaci/ integratori

	basso	medio	alto
Qualità del sonno	O	O	O
Livello di energia	O	O	O
Livello di attività	O	O	O

Il mio stato d'animo — cattivo · normale · buono
OOOOOOOOOO

Esercizio

Note, obiettivi, eventi quotidiani

Registrazione degli alimenti

Alimentazione	Tempo	Immediatamente	Dopo 1 ora	Dopo 3 ore

Traccia la dieta, l'umore, i pasti, le calorie, i farmaci/gli integratori, l'esercizio fisico, il peso e l'intervento di bypass gastrico.

Libro di bordo della manica gastrica

Data : / /

Peso

Consumo di acqua
1 Coppa = 8 OZ

Farmaci/ integratori

	basso	medio	alto
Qualità del sonno	○	○	○
Livello di energia	○	○	○
Livello di attività	○	○	○

Il mio stato d'animo — cattivo ○○○○○○○○○ buono (normale)

Esercizio

Note, obiettivi, eventi quotidiani

Registrazione degli alimenti

Alimentazione	Tempo	Immediatamente	Dopo 1 ora	Dopo 3 ore

Traccia la dieta, l'umore, i pasti, le calorie, i farmaci/gli integratori, l'esercizio fisico, il peso e l'intervento di bypass gastrico.

Libro di bordo della manica gastrica

Data : / /

Peso

Consumo di acqua
1 Coppa = 8 OZ

Farmaci/ integratori

	basso	medio	alto
Qualità del sonno	○	○	○
Livello di energia	○	○	○
Livello di attività	○	○	○

Il mio stato d'animo — cattivo ○○○ normale ○○○ buono ○○○

Esercizio

Note, obiettivi, eventi quotidiani

Registrazione degli alimenti

Alimentazione	Tempo	Immediatamente	Dopo 1 ora	Dopo 3 ore

Traccia la dieta, l'umore, i pasti, le calorie, i farmaci/gli integratori, l'esercizio fisico, il peso e l'intervento di bypass gastrico.

Libro di bordo della manica gastrica

Data : / /

Peso

Consumo di acqua
1 Coppa = 8 OZ

Farmaci/ integratori

	basso	medio	alto
Qualità del sonno	○	○	○
Livello di energia	○	○	○
Livello di attività	○	○	○

Il mio stato d'animo — cattivo ○○○ normale ○○○ buono ○○○

Esercizio

Note, obiettivi, eventi quotidiani

Registrazione degli alimenti

Alimentazione	Tempo	Immediatamente	Dopo 1 ora	Dopo 3 ore

Traccia la dieta, l'umore, i pasti, le calorie, i farmaci/gli integratori, l'esercizio fisico, il peso e l'intervento di bypass gastrico.

Libro di bordo della manica gastrica

Data : / /

Peso

Consumo di acqua
1 Coppa = 8 OZ

Farmaci/ integratori

	basso	medio	alto
Qualità del sonno	○	○	○
Livello di energia	○	○	○
Livello di attività	○	○	○

Il mio stato d'animo cattivo ○○○○ normale ○○○ buono ○○○

Esercizio

Note, obiettivi, eventi quotidiani

Registrazione degli alimenti

Alimentazione	Tempo	Immediatamente	Dopo 1 ora	Dopo 3 ore

Traccia la dieta, l'umore, i pasti, le calorie, i farmaci/gli integratori, l'esercizio fisico, il peso e l'intervento di bypass gastrico.

Libro di bordo della manica gastrica

Data : / /

Peso

Consumo di acqua
1 Coppa = 8 OZ

Farmaci/ integratori

	basso	medio	alto
Qualità del sonno	○	○	○
Livello di energia	○	○	○
Livello di attività	○	○	○

Il mio stato d'animo cattivo ○○○○○○○○○ buono (normale)

Esercizio

Note, obiettivi, eventi quotidiani

Registrazione degli alimenti

Alimentazione	Tempo	Immediatamente	Dopo 1 ora	Dopo 3 ore

Traccia la dieta, l'umore, i pasti, le calorie, i farmaci/gli integratori, l'esercizio fisico, il peso e l'intervento di bypass gastrico.

Libro di bordo della manica gastrica

Data : / /

Peso

Consumo di acqua
1 Coppa = 8 OZ

Farmaci/ integratori

	basso	medio	alto
Qualità del sonno	○	○	○
Livello di energia	○	○	○
Livello di attività	○	○	○

Il mio stato d'animo cattivo ○○○○ normale ○○○ buono ○○

Esercizio

Note, obiettivi, eventi quotidiani

Registrazione degli alimenti

Alimentazione	Tempo	Immediatamente	Dopo 1 ora	Dopo 3 ore

Traccia la dieta, l'umore, i pasti, le calorie, i farmaci/gli integratori, l'esercizio fisico, il peso e l'intervento di bypass gastrico.

Libro di bordo della manica gastrica

Data: / /

Peso

Consumo di acqua
1 Coppa = 8 OZ

Farmaci/ integratori

	basso	medio	alto
Qualità del sonno	○	○	○
Livello di energia	○	○	○
Livello di attività	○	○	○

Il mio stato d'animo cattivo ○○○○ normale ○○○○ buono ○

Esercizio

Note, obiettivi, eventi quotidiani

Registrazione degli alimenti

Alimentazione	Tempo	Immediatamente	Dopo 1 ora	Dopo 3 ore

Traccia la dieta, l'umore, i pasti, le calorie, i farmaci/gli integratori, l'esercizio fisico, il peso e l'intervento di bypass gastrico.

Libro di bordo della manica gastrica

Data : / /

Peso

Consumo di acqua
1 Coppa = 8 OZ

Farmaci/ integratori

	basso	medio	alto
Qualità del sonno	○	○	○
Livello di energia	○	○	○
Livello di attività	○	○	○

Il mio stato d'animo — cattivo ○○○ normale ○○○ buono ○○○

Esercizio

Note, obiettivi, eventi quotidiani

Registrazione degli alimenti

Alimentazione	Tempo	Immediatamente	Dopo 1 ora	Dopo 3 ore

Traccia la dieta, l'umore, i pasti, le calorie, i farmaci/gli integratori, l'esercizio fisico, il peso e l'intervento di bypass gastrico.

Libro di bordo della manica gastrica

Data : / /

Peso

Consumo di acqua
1 Coppa = 8 OZ

Farmaci/ integratori

	basso	medio	alto
Qualità del sonno	○	○	○
Livello di energia	○	○	○
Livello di attività	○	○	○

Il mio stato d'animo cattivo ○○○ normale ○○○○ buono ○○

Esercizio

Note, obiettivi, eventi quotidiani

Registrazione degli alimenti

Alimentazione	Tempo	Immediatamente	Dopo 1 ora	Dopo 3 ore

Traccia la dieta, l'umore, i pasti, le calorie, i farmaci/gli integratori, l'esercizio fisico, il peso e l'intervento di bypass gastrico.

Libro di bordo della manica gastrica

Data : / /

Peso

Consumo di acqua
1 Coppa = 8 OZ

Farmaci/ integratori

	basso	medio	alto
Qualità del sonno	○	○	○
Livello di energia	○	○	○
Livello di attività	○	○	○

Il mio stato d'animo   cattivo ○○○○ normale ○○○ buono ○○

Esercizio

Note, obiettivi, eventi quotidiani

Registrazione degli alimenti

Alimentazione	Tempo	Immediatamente	Dopo 1 ora	Dopo 3 ore

Traccia la dieta, l'umore, i pasti, le calorie, i farmaci/gli integratori, l'esercizio fisico, il peso e l'intervento di bypass gastrico.

Libro di bordo della manica gastrica

Data : / /

Peso

Consumo di acqua
1 Coppa = 8 OZ

Farmaci/ integratori

	basso	medio	alto
Qualità del sonno	○	○	○
Livello di energia	○	○	○
Livello di attività	○	○	○

Il mio stato d'animo cattivo ○○○ normale ○○○ buono ○○○

Esercizio

Note, obiettivi, eventi quotidiani

Registrazione degli alimenti

Alimentazione	Tempo	Immediatamente	Dopo 1 ora	Dopo 3 ore

Traccia la dieta, l'umore, i pasti, le calorie, i farmaci/gli integratori, l'esercizio fisico, il peso e l'intervento di bypass gastrico.

Libro di bordo della manica gastrica

Data : / /

Peso

Consumo di acqua
1 Coppa = 8 OZ

Farmaci/ integratori

	basso	medio	alto
Qualità del sonno	○	○	○
Livello di energia	○	○	○
Livello di attività	○	○	○

Il mio stato d'animo cattivo ○○○○ normale ○○○ buono ○○○

Esercizio

Note, obiettivi, eventi quotidiani

Registrazione degli alimenti

Alimentazione	Tempo	Immediatamente	Dopo 1 ora	Dopo 3 ore

Traccia la dieta, l'umore, i pasti, le calorie, i farmaci/gli integratori, l'esercizio fisico, il peso e l'intervento di bypass gastrico.

Libro di bordo della manica gastrica

Data : / /

Peso

Consumo di acqua
1 Coppa = 8 OZ

Farmaci/ integratori

	basso	medio	alto
Qualità del sonno	○	○	○
Livello di energia	○	○	○
Livello di attività	○	○	○

Il mio stato d'animo — cattivo ○○○○○○○○○ buono (normale al centro)

Esercizio

Note, obiettivi, eventi quotidiani

Registrazione degli alimenti

Alimentazione	Tempo	Immediatamente	Dopo 1 ora	Dopo 3 ore

Traccia la dieta, l'umore, i pasti, le calorie, i farmaci/gli integratori, l'esercizio fisico, il peso e l'intervento di bypass gastrico.

Libro di bordo della manica gastrica

Data : / /

Peso

Consumo di acqua
1 Coppa = 8 OZ

Farmaci/ integratori

	basso	medio	alto
Qualità del sonno	○	○	○
Livello di energia	○	○	○
Livello di attività	○	○	○

Il mio stato d'animo — cattivo ○○○○○○○○○ buono

Esercizio

Note, obiettivi, eventi quotidiani

Registrazione degli alimenti

Alimentazione	Tempo	Immediatamente	Dopo 1 ora	Dopo 3 ore

Traccia la dieta, l'umore, i pasti, le calorie, i farmaci/gli integratori, l'esercizio fisico, il peso e l'intervento di bypass gastrico.

Libro di bordo della manica gastrica

Data : / /

Peso

Consumo di acqua
1 Coppa = 8 OZ

Farmaci/ integratori

	basso	medio	alto
Qualità del sonno	○	○	○
Livello di energia	○	○	○
Livello di attività	○	○	○

Il mio stato d'animo — cattivo ○○○○ normale ○○○ buono ○○○

Esercizio

Note, obiettivi, eventi quotidiani

Registrazione degli alimenti

Alimentazione	Tempo	Immediatamente	Dopo 1 ora	Dopo 3 ore

Traccia la dieta, l'umore, i pasti, le calorie, i farmaci/gli integratori, l'esercizio fisico, il peso e l'intervento di bypass gastrico.

Libro di bordo della manica gastrica

Data : / /

Peso

Consumo di acqua
1 Coppa = 8 OZ

Farmaci/ integratori

	basso	medio	alto
Qualità del sonno	○	○	○
Livello di energia	○	○	○
Livello di attività	○	○	○

Il mio stato d'animo — cattivo ○○○ normale ○○○○ buono ○○

Esercizio

Note, obiettivi, eventi quotidiani

Registrazione degli alimenti

Alimentazione	Tempo	Immediatamente	Dopo 1 ora	Dopo 3 ore

Traccia la dieta, l'umore, i pasti, le calorie, i farmaci/gli integratori, l'esercizio fisico, il peso e l'intervento di bypass gastrico.

Libro di bordo della manica gastrica

Data : / /

Peso

Consumo di acqua
1 Coppa = 8 OZ

Farmaci/ integratori

	basso	medio	alto
Qualità del sonno	○	○	○
Livello di energia	○	○	○
Livello di attività	○	○	○

Il mio stato d'animo — cattivo ○○○○ normale ○○○ buono ○○

Esercizio

Note, obiettivi, eventi quotidiani

Registrazione degli alimenti

Alimentazione	Tempo	Immediatamente	Dopo 1 ora	Dopo 3 ore

Traccia la dieta, l'umore, i pasti, le calorie, i farmaci/gli integratori, l'esercizio fisico, il peso e l'intervento di bypass gastrico.

Libro di bordo della manica gastrica

Data : / /

Peso

Consumo di acqua
1 Coppa = 8 OZ

Farmaci/ integratori

	basso	medio	alto
Qualità del sonno	○	○	○
Livello di energia	○	○	○
Livello di attività	○	○	○

Il mio stato d'animo cattivo ○○○○ normale ○○○ buono ○○○

Esercizio

Note, obiettivi, eventi quotidiani

Registrazione degli alimenti

Alimentazione	Tempo	Immediatamente	Dopo 1 ora	Dopo 3 ore

Traccia la dieta, l'umore, i pasti, le calorie, i farmaci/gli integratori, l'esercizio fisico, il peso e l'intervento di bypass gastrico.

Libro di bordo della manica gastrica

Data: / /

Peso

Consumo di acqua
1 Coppa = 8 OZ

Farmaci/ integratori

	basso	medio	alto
Qualità del sonno	○	○	○
Livello di energia	○	○	○
Livello di attività	○	○	○

Il mio stato d'animo — cattivo ○○○○ normale ○○○ buono ○○○

Esercizio

Note, obiettivi, eventi quotidiani

Registrazione degli alimenti

Alimentazione	Tempo	Immediatamente	Dopo 1 ora	Dopo 3 ore

Traccia la dieta, l'umore, i pasti, le calorie, i farmaci/gli integratori, l'esercizio fisico, il peso e l'intervento di bypass gastrico.

Libro di bordo della manica gastrica

Data : / /

Peso

Consumo di acqua
1 Coppa = 8 OZ

Farmaci/ integratori

	basso	medio	alto
Qualità del sonno	○	○	○
Livello di energia	○	○	○
Livello di attività	○	○	○

Il mio stato d'animo   cattivo ○○○ normale ○○○ buono ○○○

Esercizio

Note, obiettivi, eventi quotidiani

Registrazione degli alimenti

Alimentazione	Tempo	Immediatamente	Dopo 1 ora	Dopo 3 ore

Traccia la dieta, l'umore, i pasti, le calorie, i farmaci/gli integratori, l'esercizio fisico, il peso e l'intervento di bypass gastrico.

Libro di bordo della manica gastrica

Data : / /

Peso

Consumo di acqua
1 Coppa = 8 OZ

Farmaci/ integratori

	basso	medio	alto
Qualità del sonno	○	○	○
Livello di energia	○	○	○
Livello di attività	○	○	○

Il mio stato d'animo   cattivo — normale — buono
○○○○○○○○○

Esercizio

Note, obiettivi, eventi quotidiani

Registrazione degli alimenti

Alimentazione	Tempo	Immediatamente	Dopo 1 ora	Dopo 3 ore

Traccia la dieta, l'umore, i pasti, le calorie, i farmaci/gli integratori, l'esercizio fisico, il peso e l'intervento di bypass gastrico.

Libro di bordo della manica gastrica

Data : / /

Peso

Consumo di acqua
1 Coppa = 8 OZ

Farmaci/ integratori

	basso	medio	alto
Qualità del sonno	○	○	○
Livello di energia	○	○	○
Livello di attività	○	○	○

Il mio stato d'animo cattivo ○○○○ normale ○○○○ buono ○

Esercizio

Note, obiettivi, eventi quotidiani

Registrazione degli alimenti

Alimentazione	Tempo	Immediatamente	Dopo 1 ora	Dopo 3 ore

Traccia la dieta, l'umore, i pasti, le calorie, i farmaci/gli integratori, l'esercizio fisico, il peso e l'intervento di bypass gastrico.

Libro di bordo della manica gastrica

Data : / /

Peso

Consumo di acqua
1 Coppa = 8 OZ

Farmaci/ integratori

	basso	medio	alto
Qualità del sonno	○	○	○
Livello di energia	○	○	○
Livello di attività	○	○	○

Il mio stato d'animo — cattivo ○○○○ normale ○○○○ buono ○

Esercizio

Note, obiettivi, eventi quotidiani

Registrazione degli alimenti

Alimentazione	Tempo	Immediatamente	Dopo 1 ora	Dopo 3 ore

Traccia la dieta, l'umore, i pasti, le calorie, i farmaci/gli integratori, l'esercizio fisico, il peso e l'intervento di bypass gastrico.

Libro di bordo della manica gastrica

Data : / /

Peso

Consumo di acqua
1 Coppa = 8 OZ

Farmaci/ integratori

	basso	medio	alto
Qualità del sonno	○	○	○
Livello di energia	○	○	○
Livello di attività	○	○	○

Il mio stato d'animo — cattivo ○○○○ normale ○○○ buono ○○

Esercizio

Note, obiettivi, eventi quotidiani

Registrazione degli alimenti

Alimentazione	Tempo	Immediatamente	Dopo 1 ora	Dopo 3 ore

Traccia la dieta, l'umore, i pasti, le calorie, i farmaci/gli integratori, l'esercizio fisico, il peso e l'intervento di bypass gastrico.

Libro di bordo della manica gastrica

Data : / /

Peso

Consumo di acqua
1 Coppa = 8 OZ

Farmaci/ integratori

	basso	medio	alto
Qualità del sonno	○	○	○
Livello di energia	○	○	○
Livello di attività	○	○	○

Il mio stato d'animo cattivo ○○○○ normale ○○○○ buono ○

Esercizio

Note, obiettivi, eventi quotidiani

Registrazione degli alimenti

Alimentazione	Tempo	Immediatamente	Dopo 1 ora	Dopo 3 ore

Traccia la dieta, l'umore, i pasti, le calorie, i farmaci/gli integratori, l'esercizio fisico, il peso e l'intervento di bypass gastrico.

Libro di bordo della manica gastrica

Data : / /

Peso

Consumo di acqua
1 Coppa = 8 OZ

Farmaci/ integratori

	basso	medio	alto
Qualità del sonno	○	○	○
Livello di energia	○	○	○
Livello di attività	○	○	○

Il mio stato d'animo: cattivo ○○○○ normale ○○○○ buono ○

Esercizio

Note, obiettivi, eventi quotidiani

Registrazione degli alimenti

Alimentazione	Tempo	Immediatamente	Dopo 1 ora	Dopo 3 ore

Traccia la dieta, l'umore, i pasti, le calorie, i farmaci/gli integratori, l'esercizio fisico, il peso e l'intervento di bypass gastrico.

Libro di bordo della manica gastrica

Data : / /

Peso

Consumo di acqua
1 Coppa = 8 OZ

Farmaci/ integratori

	basso	medio	alto
Qualità del sonno	○	○	○
Livello di energia	○	○	○
Livello di attività	○	○	○

Il mio stato d'animo — cattivo ○○○ normale ○○○ buono ○○

Esercizio

Note, obiettivi, eventi quotidiani

Registrazione degli alimenti

Alimentazione	Tempo	Immediatamente	Dopo 1 ora	Dopo 3 ore

Traccia la dieta, l'umore, i pasti, le calorie, i farmaci/gli integratori, l'esercizio fisico, il peso e l'intervento di bypass gastrico.

Libro di bordo della manica gastrica

Data : / /

Peso

Consumo di acqua
1 Coppa = 8 OZ

Farmaci/ integratori

	basso	medio	alto
Qualità del sonno	○	○	○
Livello di energia	○	○	○
Livello di attività	○	○	○

Il mio stato d'animo — cattivo ○○○○ normale ○○○ buono ○○

Esercizio

Note, obiettivi, eventi quotidiani

Registrazione degli alimenti

Alimentazione	Tempo	Immediatamente	Dopo 1 ora	Dopo 3 ore

Traccia la dieta, l'umore, i pasti, le calorie, i farmaci/gli integratori, l'esercizio fisico, il peso e l'intervento di bypass gastrico.

Libro di bordo della manica gastrica

Data : / /

Peso

Consumo di acqua
1 Coppa = 8 OZ

Farmaci/ integratori

	basso	medio	alto
Qualità del sonno	○	○	○
Livello di energia	○	○	○
Livello di attività	○	○	○

Il mio stato d'animo — cattivo ○○○○○○○○○ buono (normale)

Esercizio

Note, obiettivi, eventi quotidiani

Registrazione degli alimenti

Alimentazione	Tempo	Immediatamente	Dopo 1 ora	Dopo 3 ore

Traccia la dieta, l'umore, i pasti, le calorie, i farmaci/gli integratori, l'esercizio fisico, il peso e l'intervento di bypass gastrico.

Libro di bordo della manica gastrica

Data: / /

Peso

Consumo di acqua
1 Coppa = 8 OZ

Farmaci/ integratori

	basso	medio	alto
Qualità del sonno	○	○	○
Livello di energia	○	○	○
Livello di attività	○	○	○

Il mio stato d'animo — cattivo ○○○○ normale ○○○○ buono ○

Esercizio

Note, obiettivi, eventi quotidiani

Registrazione degli alimenti

Alimentazione	Tempo	Immediatamente	Dopo 1 ora	Dopo 3 ore

Traccia la dieta, l'umore, i pasti, le calorie, i farmaci/gli integratori, l'esercizio fisico, il peso e l'intervento di bypass gastrico.

Libro di bordo della manica gastrica

Data : / /

Peso

Consumo di acqua
1 Coppa = 8 OZ

Farmaci/ integratori

	basso	medio	alto
Qualità del sonno	○	○	○
Livello di energia	○	○	○
Livello di attività	○	○	○

Il mio stato d'animo — cattivo ○○○ normale ○○○ buono ○○○

Esercizio

Note, obiettivi, eventi quotidiani

Registrazione degli alimenti

Alimentazione	Tempo	Immediatamente	Dopo 1 ora	Dopo 3 ore

Traccia la dieta, l'umore, i pasti, le calorie, i farmaci/gli integratori, l'esercizio fisico, il peso e l'intervento di bypass gastrico.

Libro di bordo della manica gastrica

Data : / /

Peso

Consumo di acqua
1 Coppa = 8 OZ

Farmaci/ integratori

	basso	medio	alto
Qualità del sonno	○	○	○
Livello di energia	○	○	○
Livello di attività	○	○	○

Il mio stato d'animo — cattivo ○○○ normale ○○○ buono ○○○

Esercizio

Note, obiettivi, eventi quotidiani

Registrazione degli alimenti

Alimentazione	Tempo	Immediatamente	Dopo 1 ora	Dopo 3 ore

Traccia la dieta, l'umore, i pasti, le calorie, i farmaci/gli integratori, l'esercizio fisico, il peso e l'intervento di bypass gastrico.

Libro di bordo della manica gastrica

Data : / /

Peso

Consumo di acqua
1 Coppa = 8 OZ

Farmaci/ integratori

	basso	medio	alto
Qualità del sonno	○	○	○
Livello di energia	○	○	○
Livello di attività	○	○	○

Il mio stato d'animo — cattivo ○○○ normale ○○○○ buono ○○

Esercizio

Note, obiettivi, eventi quotidiani

Registrazione degli alimenti

Alimentazione	Tempo	Immediatamente	Dopo 1 ora	Dopo 3 ore

Traccia la dieta, l'umore, i pasti, le calorie, i farmaci/gli integratori, l'esercizio fisico, il peso e l'intervento di bypass gastrico.

Libro di bordo della manica gastrica

Data : / /

Peso

Consumo di acqua
1 Coppa = 8 OZ

Farmaci/ integratori

	basso	medio	alto
Qualità del sonno	○	○	○
Livello di energia	○	○	○
Livello di attività	○	○	○

Il mio stato d'animo — cattivo ○○○ normale ○○○ buono ○○○

Esercizio

Note, obiettivi, eventi quotidiani

Registrazione degli alimenti

Alimentazione	Tempo	Immediatamente	Dopo 1 ora	Dopo 3 ore

Traccia la dieta, l'umore, i pasti, le calorie, i farmaci/gli integratori, l'esercizio fisico, il peso e l'intervento di bypass gastrico.

Libro di bordo della manica gastrica

Data :   / /

Peso

Consumo di acqua
1 Coppa = 8 OZ

Farmaci/ integratori

	basso	medio	alto
Qualità del sonno	○	○	○
Livello di energia	○	○	○
Livello di attività	○	○	○

Il mio stato d'animo   cattivo normale buono
○○○○○○○○○

Esercizio

Note, obiettivi, eventi quotidiani

Registrazione degli alimenti

Alimentazione	Tempo	Immediatamente	Dopo 1 ora	Dopo 3 ore

Traccia la dieta, l'umore, i pasti, le calorie, i farmaci/gli integratori, l'esercizio fisico, il peso e l'intervento di bypass gastrico.

Libro di bordo della manica gastrica

Data : / /

Peso

Consumo di acqua
1 Coppa = 8 OZ

Farmaci/ integratori

	basso	medio	alto
Qualità del sonno	○	○	○
Livello di energia	○	○	○
Livello di attività	○	○	○

Il mio stato d'animo — cattivo ○○○ normale ○○○ buono ○○○

Esercizio

Note, obiettivi, eventi quotidiani

Registrazione degli alimenti

Alimentazione	Tempo	Immediatamente	Dopo 1 ora	Dopo 3 ore

Traccia la dieta, l'umore, i pasti, le calorie, i farmaci/gli integratori, l'esercizio fisico, il peso e l'intervento di bypass gastrico.

Libro di bordo della manica gastrica

Data: / /

Peso

Consumo di acqua
1 Coppa = 8 OZ

Farmaci/ integratori

	basso	medio	alto
Qualità del sonno	○	○	○
Livello di energia	○	○	○
Livello di attività	○	○	○

Il mio stato d'animo   cattivo ○○○○○ normale ○○○○ buono ○

Esercizio

Note, obiettivi, eventi quotidiani

Registrazione degli alimenti

Alimentazione	Tempo	Immediatamente	Dopo 1 ora	Dopo 3 ore

Traccia la dieta, l'umore, i pasti, le calorie, i farmaci/gli integratori, l'esercizio fisico, il peso e l'intervento di bypass gastrico.

Libro di bordo della manica gastrica

Data : / /

Peso

Consumo di acqua
1 Coppa = 8 OZ

Farmaci/ integratori

	basso	medio	alto
Qualità del sonno	○	○	○
Livello di energia	○	○	○
Livello di attività	○	○	○

Il mio stato d'animo — cattivo ○○○ normale ○○○ buono ○○○

Esercizio

Note, obiettivi, eventi quotidiani

Registrazione degli alimenti

Alimentazione	Tempo	Immediatamente	Dopo 1 ora	Dopo 3 ore

Traccia la dieta, l'umore, i pasti, le calorie, i farmaci/gli integratori, l'esercizio fisico, il peso e l'intervento di bypass gastrico.

Libro di bordo della manica gastrica

Data : / /

Peso

Consumo di acqua
1 Coppa = 8 OZ

Farmaci/ integratori

	basso	medio	alto
Qualità del sonno	○	○	○
Livello di energia	○	○	○
Livello di attività	○	○	○

Il mio stato d'animo cattivo ○○○ normale ○○○○ buono ○○

Esercizio

Note, obiettivi, eventi quotidiani

Registrazione degli alimenti

Alimentazione	Tempo	Immediatamente	Dopo 1 ora	Dopo 3 ore

Traccia la dieta, l'umore, i pasti, le calorie, i farmaci/gli integratori, l'esercizio fisico, il peso e l'intervento di bypass gastrico.

Libro di bordo della manica gastrica

Data : / /

Peso

Consumo di acqua
1 Coppa = 8 OZ

Farmaci/ integratori

	basso	medio	alto
Qualità del sonno	○	○	○
Livello di energia	○	○	○
Livello di attività	○	○	○

Il mio stato d'animo — cattivo ○○○○ normale ○○○ buono ○○

Esercizio

Note, obiettivi, eventi quotidiani

Registrazione degli alimenti

Alimentazione	Tempo	Immediatamente	Dopo 1 ora	Dopo 3 ore

Traccia la dieta, l'umore, i pasti, le calorie, i farmaci/gli integratori, l'esercizio fisico, il peso e l'intervento di bypass gastrico.

Libro di bordo della manica gastrica

Data : / /

Peso

Consumo di acqua
1 Coppa = 8 OZ

Farmaci/ integratori

	basso	medio	alto
Qualità del sonno	○	○	○
Livello di energia	○	○	○
Livello di attività	○	○	○

Il mio stato d'animo cattivo ▾ ○○○ normale ▾ ○○○○ buono ▾ ○○

Esercizio

Note, obiettivi, eventi quotidiani

Registrazione degli alimenti

Alimentazione	Tempo	Immediatamente	Dopo 1 ora	Dopo 3 ore

Traccia la dieta, l'umore, i pasti, le calorie, i farmaci/gli integratori, l'esercizio fisico, il peso e l'intervento di bypass gastrico.

Libro di bordo della manica gastrica

Data : / /

Peso

Consumo di acqua
1 Coppa = 8 OZ

Farmaci/ integratori

	basso	medio	alto
Qualità del sonno	○	○	○
Livello di energia	○	○	○
Livello di attività	○	○	○

Il mio stato d'animo cattivo ○○○ normale ○○○○ buono ○○

Esercizio

Note, obiettivi, eventi quotidiani

Registrazione degli alimenti

Alimentazione	Tempo	Immediatamente	Dopo 1 ora	Dopo 3 ore

Traccia la dieta, l'umore, i pasti, le calorie, i farmaci/gli integratori, l'esercizio fisico, il peso e l'intervento di bypass gastrico.

Libro di bordo della manica gastrica

Data : / /

Peso

Consumo di acqua
1 Coppa = 8 OZ

Farmaci/ integratori

	basso	medio	alto
Qualità del sonno	○	○	○
Livello di energia	○	○	○
Livello di attività	○	○	○

Il mio stato d'animo: cattivo ○○○○○○○○○ buono (normale al centro)

Esercizio

Note, obiettivi, eventi quotidiani

Registrazione degli alimenti

Alimentazione	Tempo	Immediatamente	Dopo 1 ora	Dopo 3 ore

Traccia la dieta, l'umore, i pasti, le calorie, i farmaci/gli integratori, l'esercizio fisico, il peso e l'intervento di bypass gastrico.

Libro di bordo della manica gastrica

Data : / /

Peso

Consumo di acqua
1 Coppa = 8 OZ

Farmaci/ integratori

	basso	medio	alto
Qualità del sonno	○	○	○
Livello di energia	○	○	○
Livello di attività	○	○	○

Il mio stato d'animo   cattivo ○○○ normale ○○○ buono ○○○

Esercizio

Note, obiettivi, eventi quotidiani

Registrazione degli alimenti

Alimentazione	Tempo	Immediatamente	Dopo 1 ora	Dopo 3 ore

Traccia la dieta, l'umore, i pasti, le calorie, i farmaci/gli integratori, l'esercizio fisico, il peso e l'intervento di bypass gastrico.

Libro di bordo della manica gastrica

Data : / /

Peso

Consumo di acqua

1 Coppa = 8 OZ

Farmaci/ integratori

	basso	medio	alto
Qualità del sonno	○	○	○
Livello di energia	○	○	○
Livello di attività	○	○	○

Il mio stato d'animo — cattivo ○○○ normale ○○○○ buono ○○

Esercizio

Note, obiettivi, eventi quotidiani

Registrazione degli alimenti

Alimentazione	Tempo	Immediatamente	Dopo 1 ora	Dopo 3 ore

Traccia la dieta, l'umore, i pasti, le calorie, i farmaci/gli integratori, l'esercizio fisico, il peso e l'intervento di bypass gastrico.

Libro di bordo della manica gastrica

Data : / /

Peso

Consumo di acqua
1 Coppa = 8 OZ

Farmaci/ integratori

	basso	medio	alto
Qualità del sonno	○	○	○
Livello di energia	○	○	○
Livello di attività	○	○	○

Il mio stato d'animo — cattivo ○○○ normale ○○○ buono ○○○

Esercizio

Note, obiettivi, eventi quotidiani

Registrazione degli alimenti

Alimentazione	Tempo	Immediatamente	Dopo 1 ora	Dopo 3 ore

Traccia la dieta, l'umore, i pasti, le calorie, i farmaci/gli integratori, l'esercizio fisico, il peso e l'intervento di bypass gastrico.

Libro di bordo della manica gastrica

Data : / /

Peso

Consumo di acqua
1 Coppa = 8 OZ

Farmaci/ integratori

	basso	medio	alto
Qualità del sonno	○	○	○
Livello di energia	○	○	○
Livello di attività	○	○	○

Il mio stato d'animo — cattivo ○○○ normale ○○○○ buono ○

Esercizio

Note, obiettivi, eventi quotidiani

Registrazione degli alimenti

Alimentazione	Tempo	Immediatamente	Dopo 1 ora	Dopo 3 ore

Traccia la dieta, l'umore, i pasti, le calorie, i farmaci/gli integratori, l'esercizio fisico, il peso e l'intervento di bypass gastrico.

Libro di bordo della manica gastrica

Data : / /

Peso

Consumo di acqua
1 Coppa = 8 OZ

Farmaci/ integratori

	basso	medio	alto
Qualità del sonno	○	○	○
Livello di energia	○	○	○
Livello di attività	○	○	○

Il mio stato d'animo — cattivo ○○○○ normale ○○○○ buono ○○

Esercizio

Note, obiettivi, eventi quotidiani

Registrazione degli alimenti

Alimentazione	Tempo	Immediatamente	Dopo 1 ora	Dopo 3 ore

Traccia la dieta, l'umore, i pasti, le calorie, i farmaci/gli integratori, l'esercizio fisico, il peso e l'intervento di bypass gastrico.

Libro di bordo della manica gastrica

Data : / /

Peso

Consumo di acqua
1 Coppa = 8 OZ

Farmaci/ integratori

	basso	medio	alto
Qualità del sonno	○	○	○
Livello di energia	○	○	○
Livello di attività	○	○	○

Il mio stato d'animo — cattivo ○○○○ normale ○○○○ buono ○

Esercizio

Note, obiettivi, eventi quotidiani

Registrazione degli alimenti

Alimentazione	Tempo	Immediatamente	Dopo 1 ora	Dopo 3 ore

Traccia la dieta, l'umore, i pasti, le calorie, i farmaci/gli integratori, l'esercizio fisico, il peso e l'intervento di bypass gastrico.

Libro di bordo della manica gastrica

Data : / /

Peso

Consumo di acqua
1 Coppa = 8 OZ

Farmaci/ integratori

	basso	medio	alto
Qualità del sonno	○	○	○
Livello di energia	○	○	○
Livello di attività	○	○	○

Il mio stato d'animo — cattivo ○○○ normale ○○○○ buono ○○○

Esercizio

Note, obiettivi, eventi quotidiani

Registrazione degli alimenti

Alimentazione	Tempo	Immediatamente	Dopo 1 ora	Dopo 3 ore

Traccia la dieta, l'umore, i pasti, le calorie, i farmaci/gli integratori, l'esercizio fisico, il peso e l'intervento di bypass gastrico.

Libro di bordo della manica gastrica

Data : / /

Peso

Consumo di acqua

1 Coppa = 8 OZ

Farmaci/ integratori

	basso	medio	alto
Qualità del sonno	○	○	○
Livello di energia	○	○	○
Livello di attività	○	○	○

Il mio stato d'animo — cattivo ○○○ normale ○○○○ buono ○○

Esercizio

Note, obiettivi, eventi quotidiani

Registrazione degli alimenti

Alimentazione	Tempo	Immediatamente	Dopo 1 ora	Dopo 3 ore

Traccia la dieta, l'umore, i pasti, le calorie, i farmaci/gli integratori, l'esercizio fisico, il peso e l'intervento di bypass gastrico.

Libro di bordo della manica gastrica

Data: / /

Peso

Consumo di acqua
1 Coppa = 8 OZ

Farmaci/ integratori

	basso	medio	alto
Qualità del sonno	○	○	○
Livello di energia	○	○	○
Livello di attività	○	○	○

Il mio stato d'animo — cattivo ○○○ normale ○○○ buono ○○○

Esercizio

Note, obiettivi, eventi quotidiani

Registrazione degli alimenti

Alimentazione	Tempo	Immediatamente	Dopo 1 ora	Dopo 3 ore

Traccia la dieta, l'umore, i pasti, le calorie, i farmaci/gli integratori, l'esercizio fisico, il peso e l'intervento di bypass gastrico.

Libro di bordo della manica gastrica

Data : / /

Peso

Consumo di acqua
1 Coppa = 8 OZ

Farmaci/ integratori

	basso	medio	alto
Qualità del sonno	○	○	○
Livello di energia	○	○	○
Livello di attività	○	○	○

Il mio stato d'animo — cattivo ○○○ normale ○○○ buono ○○○

Esercizio

Note, obiettivi, eventi quotidiani

Registrazione degli alimenti

Alimentazione	Tempo	Immediatamente	Dopo 1 ora	Dopo 3 ore

Traccia la dieta, l'umore, i pasti, le calorie, i farmaci/gli integratori, l'esercizio fisico, il peso e l'intervento di bypass gastrico.

Libro di bordo della manica gastrica

Data : / /

Peso

Consumo di acqua
1 Coppa = 8 OZ

Farmaci/ integratori

	basso	medio	alto
Qualità del sonno	○	○	○
Livello di energia	○	○	○
Livello di attività	○	○	○

Il mio stato d'animo cattivo ○○○ normale ○○○ buono ○○

Esercizio

Note, obiettivi, eventi quotidiani

Registrazione degli alimenti

Alimentazione	Tempo	Immediatamente	Dopo 1 ora	Dopo 3 ore

Traccia la dieta, l'umore, i pasti, le calorie, i farmaci/gli integratori, l'esercizio fisico, il peso e l'intervento di bypass gastrico.

Libro di bordo della manica gastrica

Data : / /

Peso

Consumo di acqua
1 Coppa = 8 OZ

Farmaci/ integratori

	basso	medio	alto
Qualità del sonno	○	○	○
Livello di energia	○	○	○
Livello di attività	○	○	○

Il mio stato d'animo — cattivo ○○○○ normale ○○○ buono ○○

Esercizio

Note, obiettivi, eventi quotidiani

Registrazione degli alimenti

Alimentazione	Tempo	Immediatamente	Dopo 1 ora	Dopo 3 ore

Traccia la dieta, l'umore, i pasti, le calorie, i farmaci/gli integratori, l'esercizio fisico, il peso e l'intervento di bypass gastrico.

Libro di bordo della manica gastrica

Data : / /

Peso

Consumo di acqua
1 Coppa = 8 OZ

Farmaci/ integratori

	basso	medio	alto
Qualità del sonno	○	○	○
Livello di energia	○	○	○
Livello di attività	○	○	○

Il mio stato d'animo — cattivo ○○○ normale ○○○ buono ○○○

Esercizio

Note, obiettivi, eventi quotidiani

Registrazione degli alimenti

Alimentazione	Tempo	Immediatamente	Dopo 1 ora	Dopo 3 ore

Traccia la dieta, l'umore, i pasti, le calorie, i farmaci/gli integratori, l'esercizio fisico, il peso e l'intervento di bypass gastrico.

Libro di bordo della manica gastrica

Data : / /

Peso

Consumo di acqua
1 Coppa = 8 OZ

Farmaci/ integratori

	basso	medio	alto
Qualità del sonno	○	○	○
Livello di energia	○	○	○
Livello di attività	○	○	○

Il mio stato d'animo — cattivo ○○○○ normale ○○○ buono ○○

Esercizio

Note, obiettivi, eventi quotidiani

Registrazione degli alimenti

Alimentazione	Tempo	Immediatamente	Dopo 1 ora	Dopo 3 ore

Traccia la dieta, l'umore, i pasti, le calorie, i farmaci/gli integratori, l'esercizio fisico, il peso e l'intervento di bypass gastrico.

Libro di bordo della manica gastrica

Data : / /

Peso

Consumo di acqua
1 Coppa = 8 OZ

Farmaci/ integratori

	basso	medio	alto
Qualità del sonno	○	○	○
Livello di energia	○	○	○
Livello di attività	○	○	○

Il mio stato d'animo cattivo ○○○○ normale ○○○ buono ○○

Esercizio

Note, obiettivi, eventi quotidiani

Registrazione degli alimenti

Alimentazione	Tempo	Immediatamente	Dopo 1 ora	Dopo 3 ore

Traccia la dieta, l'umore, i pasti, le calorie, i farmaci/gli integratori, l'esercizio fisico, il peso e l'intervento di bypass gastrico.

Libro di bordo della manica gastrica

Data : / /

Peso

Consumo di acqua
1 Coppa = 8 OZ

Farmaci/ integratori

	basso	medio	alto
Qualità del sonno	○	○	○
Livello di energia	○	○	○
Livello di attività	○	○	○

Il mio stato d'animo cattivo ○○○ normale ○○○ buono ○○○

Esercizio

Note, obiettivi, eventi quotidiani

Registrazione degli alimenti

Alimentazione	Tempo	Immediatamente	Dopo 1 ora	Dopo 3 ore

Traccia la dieta, l'umore, i pasti, le calorie, i farmaci/gli integratori, l'esercizio fisico, il peso e l'intervento di bypass gastrico.

Libro di bordo della manica gastrica

Data : / /

Peso

Consumo di acqua
1 Coppa = 8 OZ

Farmaci/ integratori

	basso	medio	alto
Qualità del sonno	○	○	○
Livello di energia	○	○	○
Livello di attività	○	○	○

Il mio stato d'animo: cattivo ○○○○ normale ○○○ buono ○○

Esercizio

Note, obiettivi, eventi quotidiani

Registrazione degli alimenti

Alimentazione	Tempo	Immediatamente	Dopo 1 ora	Dopo 3 ore

Traccia la dieta, l'umore, i pasti, le calorie, i farmaci/gli integratori, l'esercizio fisico, il peso e l'intervento di bypass gastrico.

Libro di bordo della manica gastrica

Data: / /

Peso

Consumo di acqua
1 Coppa = 8 OZ

Farmaci/ integratori

	basso	medio	alto
Qualità del sonno	○	○	○
Livello di energia	○	○	○
Livello di attività	○	○	○

Il mio stato d'animo — cattivo ○○○ normale ○○○ buono ○○○

Esercizio

Note, obiettivi, eventi quotidiani

Registrazione degli alimenti

Alimentazione	Tempo	Immediatamente	Dopo 1 ora	Dopo 3 ore

Traccia la dieta, l'umore, i pasti, le calorie, i farmaci/gli integratori, l'esercizio fisico, il peso e l'intervento di bypass gastrico.

Libro di bordo della manica gastrica

Data : / /

Peso

Consumo di acqua
1 Coppa = 8 OZ

Farmaci/ integratori

	basso	medio	alto
Qualità del sonno	○	○	○
Livello di energia	○	○	○
Livello di attività	○	○	○

Il mio stato d'animo — cattivo ○○○ normale ○○○○ buono ○○

Esercizio

Note, obiettivi, eventi quotidiani

Registrazione degli alimenti

Alimentazione	Tempo	Immediatamente	Dopo 1 ora	Dopo 3 ore

Traccia la dieta, l'umore, i pasti, le calorie, i farmaci/gli integratori, l'esercizio fisico, il peso e l'intervento di bypass gastrico.

Libro di bordo della manica gastrica

Data : / /

Peso

Consumo di acqua
1 Coppa = 8 OZ

Farmaci/ integratori

	basso	medio	alto
Qualità del sonno	○	○	○
Livello di energia	○	○	○
Livello di attività	○	○	○

Il mio stato d'animo — cattivo ○○○ normale ○○○○ buono ○○

Esercizio

Note, obiettivi, eventi quotidiani

Registrazione degli alimenti

Alimentazione	Tempo	Immediatamente	Dopo 1 ora	Dopo 3 ore

Traccia la dieta, l'umore, i pasti, le calorie, i farmaci/gli integratori, l'esercizio fisico, il peso e l'intervento di bypass gastrico.

Libro di bordo della manica gastrica

Data : / /

Peso

Consumo di acqua
1 Coppa = 8 OZ

Farmaci/ integratori

	basso	medio	alto
Qualità del sonno	○	○	○
Livello di energia	○	○	○
Livello di attività	○	○	○

Il mio stato d'animo: cattivo ○○○○ normale ○○○○ buono ○

Esercizio

Note, obiettivi, eventi quotidiani

Registrazione degli alimenti

Alimentazione	Tempo	Immediatamente	Dopo 1 ora	Dopo 3 ore

Traccia la dieta, l'umore, i pasti, le calorie, i farmaci/gli integratori, l'esercizio fisico, il peso e l'intervento di bypass gastrico.

Libro di bordo della manica gastrica

Data : / /

Peso

Consumo di acqua
1 Coppa = 8 OZ

Farmaci/ integratori

	basso	medio	alto
Qualità del sonno	○	○	○
Livello di energia	○	○	○
Livello di attività	○	○	○

Il mio stato d'animo — cattivo ○○○ normale ○○○ buono ○○○

Esercizio

Note, obiettivi, eventi quotidiani

Registrazione degli alimenti

Alimentazione	Tempo	Immediatamente	Dopo 1 ora	Dopo 3 ore

Traccia la dieta, l'umore, i pasti, le calorie, i farmaci/gli integratori, l'esercizio fisico, il peso e l'intervento di bypass gastrico.

Libro di bordo della manica gastrica

Data : / /

Peso

Consumo di acqua
1 Coppa = 8 OZ

Farmaci/ integratori

	basso	medio	alto
Qualità del sonno	○	○	○
Livello di energia	○	○	○
Livello di attività	○	○	○

Il mio stato d'animo cattivo ○○○ normale ○○○ buono ○○○

Esercizio

Note, obiettivi, eventi quotidiani

Registrazione degli alimenti

Alimentazione	Tempo	Immediatamente	Dopo 1 ora	Dopo 3 ore

Traccia la dieta, l'umore, i pasti, le calorie, i farmaci/gli integratori, l'esercizio fisico, il peso e l'intervento di bypass gastrico.

Libro di bordo della manica gastrica

Data : / /

Peso

Consumo di acqua
1 Coppa = 8 OZ

Farmaci/ integratori

	basso	medio	alto
Qualità del sonno	○	○	○
Livello di energia	○	○	○
Livello di attività	○	○	○

Il mio stato d'animo — cattivo ○○○○○○○○○ buono (normale)

Esercizio

Note, obiettivi, eventi quotidiani

Registrazione degli alimenti

Alimentazione	Tempo	Immediatamente	Dopo 1 ora	Dopo 3 ore

Traccia la dieta, l'umore, i pasti, le calorie, i farmaci/gli integratori, l'esercizio fisico, il peso e l'intervento di bypass gastrico.

Libro di bordo della manica gastrica

Data : / /

Peso

Consumo di acqua
1 Coppa = 8 OZ

Farmaci/ integratori

	basso	medio	alto
Qualità del sonno	○	○	○
Livello di energia	○	○	○
Livello di attività	○	○	○

Il mio stato d'animo — cattivo ○○○○ normale ○○○ buono ○○

Esercizio

Note, obiettivi, eventi quotidiani

Registrazione degli alimenti

Alimentazione	Tempo	Immediatamente	Dopo 1 ora	Dopo 3 ore

Traccia la dieta, l'umore, i pasti, le calorie, i farmaci/gli integratori, l'esercizio fisico, il peso e l'intervento di bypass gastrico.

Libro di bordo della manica gastrica

Data : / /

Peso

Consumo di acqua
1 Coppa = 8 OZ

Farmaci/ integratori

	basso	medio	alto
Qualità del sonno	○	○	○
Livello di energia	○	○	○
Livello di attività	○	○	○

Il mio stato d'animo   cattivo ○○○ normale ○○○ buono ○○○

Esercizio

Note, obiettivi, eventi quotidiani

Registrazione degli alimenti

Alimentazione	Tempo	Immediatamente	Dopo 1 ora	Dopo 3 ore

Traccia la dieta, l'umore, i pasti, le calorie, i farmaci/gli integratori, l'esercizio fisico, il peso e l'intervento di bypass gastrico.

Libro di bordo della manica gastrica

Data: / /

Peso

Consumo di acqua
1 Coppa = 8 OZ

Farmaci/ integratori

	basso	medio	alto
Qualità del sonno	○	○	○
Livello di energia	○	○	○
Livello di attività	○	○	○

Il mio stato d'animo — cattivo ○○○ normale ○○○ buono ○○○

Esercizio

Note, obiettivi, eventi quotidiani

Registrazione degli alimenti

Alimentazione	Tempo	Immediatamente	Dopo 1 ora	Dopo 3 ore

Traccia la dieta, l'umore, i pasti, le calorie, i farmaci/gli integratori, l'esercizio fisico, il peso e l'intervento di bypass gastrico.

Libro di bordo della manica gastrica

Data : / /

Peso

Consumo di acqua
1 Coppa = 8 OZ

Farmaci/ integratori

	basso	medio	alto
Qualità del sonno	○	○	○
Livello di energia	○	○	○
Livello di attività	○	○	○

Il mio stato d'animo — cattivo ○○○ normale ○○○○ buono ○○

Esercizio

Note, obiettivi, eventi quotidiani

Registrazione degli alimenti

Alimentazione	Tempo	Immediatamente	Dopo 1 ora	Dopo 3 ore

Traccia la dieta, l'umore, i pasti, le calorie, i farmaci/gli integratori, l'esercizio fisico, il peso e l'intervento di bypass gastrico.

Libro di bordo della manica gastrica

Data: / /

Peso

Consumo di acqua
1 Coppa = 8 OZ

Farmaci/ integratori

	basso	medio	alto
Qualità del sonno	○	○	○
Livello di energia	○	○	○
Livello di attività	○	○	○

Il mio stato d'animo cattivo ○○○○ normale ○○○ buono ○○

Esercizio

Note, obiettivi, eventi quotidiani

Registrazione degli alimenti

Alimentazione	Tempo	Immediatamente	Dopo 1 ora	Dopo 3 ore

Traccia la dieta, l'umore, i pasti, le calorie, i farmaci/gli integratori, l'esercizio fisico, il peso e l'intervento di bypass gastrico.

Libro di bordo della manica gastrica

Data : / /

Peso

Consumo di acqua
1 Coppa = 8 OZ

Farmaci/ integratori

	basso	medio	alto
Qualità del sonno	○	○	○
Livello di energia	○	○	○
Livello di attività	○	○	○

Il mio stato d'animo — cattivo ○○○○○○○○○ buono (normale)

Esercizio

Note, obiettivi, eventi quotidiani

Registrazione degli alimenti

Alimentazione	Tempo	Immediatamente	Dopo 1 ora	Dopo 3 ore

Traccia la dieta, l'umore, i pasti, le calorie, i farmaci/gli integratori, l'esercizio fisico, il peso e l'intervento di bypass gastrico.

Libro di bordo della manica gastrica

Data : / /

Peso

Consumo di acqua
1 Coppa = 8 OZ

Farmaci/ integratori

	basso	medio	alto
Qualità del sonno	○	○	○
Livello di energia	○	○	○
Livello di attività	○	○	○

Il mio stato d'animo — cattivo ○○○ normale ○○○ buono ○○○

Esercizio

Note, obiettivi, eventi quotidiani

Registrazione degli alimenti

Alimentazione	Tempo	Immediatamente	Dopo 1 ora	Dopo 3 ore

Traccia la dieta, l'umore, i pasti, le calorie, i farmaci/gli integratori, l'esercizio fisico, il peso e l'intervento di bypass gastrico.

Libro di bordo della manica gastrica

Data : / /

Peso

Consumo di acqua
1 Coppa = 8 OZ

Farmaci/ integratori

	basso	medio	alto
Qualità del sonno	○	○	○
Livello di energia	○	○	○
Livello di attività	○	○	○

Il mio stato d'animo cattivo ○○○○ normale ○○○○ buono ○

Esercizio

Note, obiettivi, eventi quotidiani

Registrazione degli alimenti

Alimentazione	Tempo	Immediatamente	Dopo 1 ora	Dopo 3 ore

Traccia la dieta, l'umore, i pasti, le calorie, i farmaci/gli integratori, l'esercizio fisico, il peso e l'intervento di bypass gastrico.

Libro di bordo della manica gastrica

Data: / /

Peso

Consumo di acqua
1 Coppa = 8 OZ

Farmaci/ integratori

	basso	medio	alto
Qualità del sonno	○	○	○
Livello di energia	○	○	○
Livello di attività	○	○	○

Il mio stato d'animo — cattivo ○○○○ normale ○○○ buono ○○

Esercizio

Note, obiettivi, eventi quotidiani

Registrazione degli alimenti

Alimentazione	Tempo	Immediatamente	Dopo 1 ora	Dopo 3 ore

Traccia la dieta, l'umore, i pasti, le calorie, i farmaci/gli integratori, l'esercizio fisico, il peso e l'intervento di bypass gastrico.

Libro di bordo della manica gastrica

Data : / /

Peso

Consumo di acqua
1 Coppa = 8 OZ

Farmaci/ integratori

	basso	medio	alto
Qualità del sonno	○	○	○
Livello di energia	○	○	○
Livello di attività	○	○	○

Il mio stato d'animo — cattivo ○○○○ normale ○○○ buono ○○

Esercizio

Note, obiettivi, eventi quotidiani

Registrazione degli alimenti

Alimentazione	Tempo	Immediatamente	Dopo 1 ora	Dopo 3 ore

Traccia la dieta, l'umore, i pasti, le calorie, i farmaci/gli integratori, l'esercizio fisico, il peso e l'intervento di bypass gastrico.

Libro di bordo della manica gastrica

Data : / /

Peso

Consumo di acqua
1 Coppa = 8 OZ

Farmaci/ integratori

	basso	medio	alto
Qualità del sonno	○	○	○
Livello di energia	○	○	○
Livello di attività	○	○	○

Il mio stato d'animo — cattivo ○○○○ normale ○○○ buono ○○○

Esercizio

Note, obiettivi, eventi quotidiani

Registrazione degli alimenti

Alimentazione	Tempo	Immediatamente	Dopo 1 ora	Dopo 3 ore

Traccia la dieta, l'umore, i pasti, le calorie, i farmaci/gli integratori, l'esercizio fisico, il peso e l'intervento di bypass gastrico.

Libro di bordo della manica gastrica

Data : / /

Peso

Consumo di acqua
1 Coppa = 8 OZ

Farmaci/ integratori

	basso	medio	alto
Qualità del sonno	○	○	○
Livello di energia	○	○	○
Livello di attività	○	○	○

Il mio stato d'animo cattivo ○○○○○○○○○ buono (normale)

Esercizio

Note, obiettivi, eventi quotidiani

Registrazione degli alimenti

Alimentazione	Tempo	Immediatamente	Dopo 1 ora	Dopo 3 ore

Traccia la dieta, l'umore, i pasti, le calorie, i farmaci/gli integratori, l'esercizio fisico, il peso e l'intervento di bypass gastrico.

Libro di bordo della manica gastrica

Data : / /

Peso

Consumo di acqua
1 Coppa = 8 OZ

Farmaci/ integratori

	basso	medio	alto
Qualità del sonno	○	○	○
Livello di energia	○	○	○
Livello di attività	○	○	○

Il mio stato d'animo — cattivo ○○○ normale ○○○ buono ○○○

Esercizio

Note, obiettivi, eventi quotidiani

Registrazione degli alimenti

Alimentazione	Tempo	Immediatamente	Dopo 1 ora	Dopo 3 ore

Traccia la dieta, l'umore, i pasti, le calorie, i farmaci/gli integratori, l'esercizio fisico, il peso e l'intervento di bypass gastrico.

Libro di bordo della manica gastrica

Data : / /

Peso

Consumo di acqua
1 Coppa = 8 OZ

Farmaci/ integratori

	basso	medio	alto
Qualità del sonno	○	○	○
Livello di energia	○	○	○
Livello di attività	○	○	○

Il mio stato d'animo — cattivo ○○○○ normale ○○○ buono ○○

Esercizio

Note, obiettivi, eventi quotidiani

Registrazione degli alimenti

Alimentazione	Tempo	Immediatamente	Dopo 1 ora	Dopo 3 ore

Traccia la dieta, l'umore, i pasti, le calorie, i farmaci/gli integratori, l'esercizio fisico, il peso e l'intervento di bypass gastrico.

Libro di bordo della manica gastrica

Data : / /

Peso

Consumo di acqua
1 Coppa = 8 OZ

Farmaci/ integratori

	basso	medio	alto
Qualità del sonno	○	○	○
Livello di energia	○	○	○
Livello di attività	○	○	○

Il mio stato d'animo — cattivo ○○○ normale ○○○ buono ○○○

Esercizio

Note, obiettivi, eventi quotidiani

Registrazione degli alimenti

Alimentazione	Tempo	Immediatamente	Dopo 1 ora	Dopo 3 ore

Traccia la dieta, l'umore, i pasti, le calorie, i farmaci/gli integratori, l'esercizio fisico, il peso e l'intervento di bypass gastrico.

Libro di bordo della manica gastrica

Data : / /

Peso

Consumo di acqua
1 Coppa = 8 OZ

Farmaci/ integratori

	basso	medio	alto
Qualità del sonno	○	○	○
Livello di energia	○	○	○
Livello di attività	○	○	○

Il mio stato d'animo — cattivo ○○○○○○○○○ buono (normale al centro)

Esercizio

Note, obiettivi, eventi quotidiani

Registrazione degli alimenti

Alimentazione	Tempo	Immediatamente	Dopo 1 ora	Dopo 3 ore

Traccia la dieta, l'umore, i pasti, le calorie, i farmaci/gli integratori, l'esercizio fisico, il peso e l'intervento di bypass gastrico.

Libro di bordo della manica gastrica

Data : / /

Peso

Consumo di acqua
1 Coppa = 8 OZ

Farmaci/ integratori

	basso	medio	alto
Qualità del sonno	○	○	○
Livello di energia	○	○	○
Livello di attività	○	○	○

Il mio stato d'animo   cattivo ○○○ normale ○○○○ buono ○○

Esercizio

Note, obiettivi, eventi quotidiani

Registrazione degli alimenti

Alimentazione	Tempo	Immediatamente	Dopo 1 ora	Dopo 3 ore

Traccia la dieta, l'umore, i pasti, le calorie, i farmaci/gli integratori, l'esercizio fisico, il peso e l'intervento di bypass gastrico.

Libro di bordo della manica gastrica

Data : / /

Peso

Consumo di acqua
1 Coppa = 8 OZ

Farmaci/ integratori

	basso	medio	alto
Qualità del sonno	○	○	○
Livello di energia	○	○	○
Livello di attività	○	○	○

Il mio stato d'animo — cattivo ○○○○ normale ○○○ buono ○○

Esercizio

Note, obiettivi, eventi quotidiani

Registrazione degli alimenti

Alimentazione	Tempo	Immediatamente	Dopo 1 ora	Dopo 3 ore

Traccia la dieta, l'umore, i pasti, le calorie, i farmaci/gli integratori, l'esercizio fisico, il peso e l'intervento di bypass gastrico.

Libro di bordo della manica gastrica

Data: / /

Peso

Consumo di acqua
1 Coppa = 8 OZ

Farmaci/ integratori

	basso	medio	alto
Qualità del sonno	○	○	○
Livello di energia	○	○	○
Livello di attività	○	○	○

Il mio stato d'animo: cattivo ○○○○ normale ○○○ buono ○○

Esercizio

Note, obiettivi, eventi quotidiani

Registrazione degli alimenti

Alimentazione	Tempo	Immediatamente	Dopo 1 ora	Dopo 3 ore

Traccia la dieta, l'umore, i pasti, le calorie, i farmaci/gli integratori, l'esercizio fisico, il peso e l'intervento di bypass gastrico.

Libro di bordo della manica gastrica

Data : / /

Peso

Consumo di acqua

1 Coppa = 8 OZ

Farmaci/ integratori

	basso	medio	alto
Qualità del sonno	○	○	○
Livello di energia	○	○	○
Livello di attività	○	○	○

Il mio stato d'animo — cattivo ○○○ normale ○○○○ buono ○○

Esercizio

Note, obiettivi, eventi quotidiani

Registrazione degli alimenti

Alimentazione	Tempo	Immediatamente	Dopo 1 ora	Dopo 3 ore

Traccia la dieta, l'umore, i pasti, le calorie, i farmaci/gli integratori, l'esercizio fisico, il peso e l'intervento di bypass gastrico.

Libro di bordo della manica gastrica

Data: / /

Peso

Consumo di acqua
1 Coppa = 8 OZ

Farmaci/ integratori

	basso	medio	alto
Qualità del sonno	○	○	○
Livello di energia	○	○	○
Livello di attività	○	○	○

Il mio stato d'animo — cattivo ○○○○ normale ○○○ buono ○○

Esercizio

Note, obiettivi, eventi quotidiani

Registrazione degli alimenti

Alimentazione	Tempo	Immediatamente	Dopo 1 ora	Dopo 3 ore

Traccia la dieta, l'umore, i pasti, le calorie, i farmaci/gli integratori, l'esercizio fisico, il peso e l'intervento di bypass gastrico.

Libro di bordo della manica gastrica

Data : / /

Peso

Consumo di acqua
1 Coppa = 8 OZ

Farmaci/ integratori

	basso	medio	alto
Qualità del sonno	○	○	○
Livello di energia	○	○	○
Livello di attività	○	○	○

Il mio stato d'animo cattivo ○○○ normale ○○○○ buono ○○

Esercizio

Note, obiettivi, eventi quotidiani

Registrazione degli alimenti

Alimentazione	Tempo	Immediatamente	Dopo 1 ora	Dopo 3 ore

Traccia la dieta, l'umore, i pasti, le calorie, i farmaci/gli integratori, l'esercizio fisico, il peso e l'intervento di bypass gastrico.

Libro di bordo della manica gastrica

Data : / /

Peso

Consumo di acqua
1 Coppa = 8 OZ

Farmaci/ integratori

	basso	medio	alto
Qualità del sonno	○	○	○
Livello di energia	○	○	○
Livello di attività	○	○	○

Il mio stato d'animo — cattivo ○○○○ normale ○○○ buono ○○

Esercizio

Note, obiettivi, eventi quotidiani

Registrazione degli alimenti

Alimentazione	Tempo	Immediatamente	Dopo 1 ora	Dopo 3 ore

Traccia la dieta, l'umore, i pasti, le calorie, i farmaci/gli integratori, l'esercizio fisico, il peso e l'intervento di bypass gastrico.

Libro di bordo della manica gastrica

Data: / /

Peso

Consumo di acqua
1 Coppa = 8 OZ

Farmaci/ integratori

	basso	medio	alto
Qualità del sonno	○	○	○
Livello di energia	○	○	○
Livello di attività	○	○	○

Il mio stato d'animo: cattivo ○○○○○○○○○ buono (normale al centro)

Esercizio

Note, obiettivi, eventi quotidiani

Registrazione degli alimenti

Alimentazione	Tempo	Immediatamente	Dopo 1 ora	Dopo 3 ore

Traccia la dieta, l'umore, i pasti, le calorie, i farmaci/gli integratori, l'esercizio fisico, il peso e l'intervento di bypass gastrico.

Libro di bordo della manica gastrica

Data : / /

Peso

Consumo di acqua
1 Coppa = 8 OZ

Farmaci/ integratori

	basso	medio	alto
Qualità del sonno	○	○	○
Livello di energia	○	○	○
Livello di attività	○	○	○

Il mio stato d'animo: cattivo ○○○○ normale ○○○○ buono ○

Esercizio

Note, obiettivi, eventi quotidiani

Registrazione degli alimenti

Alimentazione	Tempo	Immediatamente	Dopo 1 ora	Dopo 3 ore

Traccia la dieta, l'umore, i pasti, le calorie, i farmaci/gli integratori, l'esercizio fisico, il peso e l'intervento di bypass gastrico.

Libro di bordo della manica gastrica

Data : / /

Peso

Consumo di acqua
1 Coppa = 8 OZ

Farmaci/ integratori

	basso	medio	alto
Qualità del sonno	○	○	○
Livello di energia	○	○	○
Livello di attività	○	○	○

Il mio stato d'animo — cattivo ○○○ normale ○○○ buono ○○○

Esercizio

Note, obiettivi, eventi quotidiani

Registrazione degli alimenti

Alimentazione	Tempo	Immediatamente	Dopo 1 ora	Dopo 3 ore

Traccia la dieta, l'umore, i pasti, le calorie, i farmaci/gli integratori, l'esercizio fisico, il peso e l'intervento di bypass gastrico.

Libro di bordo della manica gastrica

Data: / /

Peso

Consumo di acqua
1 Coppa = 8 OZ

Farmaci/ integratori

	basso	medio	alto
Qualità del sonno	○	○	○
Livello di energia	○	○	○
Livello di attività	○	○	○

Il mio stato d'animo: cattivo ○○○ normale ○○○ buono ○○○

Esercizio

Note, obiettivi, eventi quotidiani

Registrazione degli alimenti

Alimentazione	Tempo	Immediatamente	Dopo 1 ora	Dopo 3 ore

Traccia la dieta, l'umore, i pasti, le calorie, i farmaci/gli integratori, l'esercizio fisico, il peso e l'intervento di bypass gastrico.

Libro di bordo della manica gastrica

Data: / /

Peso

Consumo di acqua
1 Coppa = 8 OZ

Farmaci/ integratori

	basso	medio	alto
Qualità del sonno	○	○	○
Livello di energia	○	○	○
Livello di attività	○	○	○

Il mio stato d'animo — cattivo ○○○○ normale ○○○○ buono ○○

Esercizio

Note, obiettivi, eventi quotidiani

Registrazione degli alimenti

Alimentazione	Tempo	Immediatamente	Dopo 1 ora	Dopo 3 ore

Traccia la dieta, l'umore, i pasti, le calorie, i farmaci/gli integratori, l'esercizio fisico, il peso e l'intervento di bypass gastrico.

Libro di bordo della manica gastrica

Data : / /

Peso

Consumo di acqua
1 Coppa = 8 OZ

Farmaci/ integratori

	basso	medio	alto
Qualità del sonno	○	○	○
Livello di energia	○	○	○
Livello di attività	○	○	○

Il mio stato d'animo — cattivo ○○○○ normale ○○○○ buono ○○

Esercizio

Note, obiettivi, eventi quotidiani

Registrazione degli alimenti

Alimentazione	Tempo	Immediatamente	Dopo 1 ora	Dopo 3 ore

Traccia la dieta, l'umore, i pasti, le calorie, i farmaci/gli integratori, l'esercizio fisico, il peso e l'intervento di bypass gastrico.

Libro di bordo della manica gastrica

Data : / /

Peso

Consumo di acqua
1 Coppa = 8 OZ

Farmaci/ integratori

	basso	medio	alto
Qualità del sonno	○	○	○
Livello di energia	○	○	○
Livello di attività	○	○	○

Il mio stato d'animo cattivo ○○○○ normale ○○○ buono ○○

Esercizio

Note, obiettivi, eventi quotidiani

Registrazione degli alimenti

Alimentazione	Tempo	Immediatamente	Dopo 1 ora	Dopo 3 ore

Traccia la dieta, l'umore, i pasti, le calorie, i farmaci/gli integratori, l'esercizio fisico, il peso e l'intervento di bypass gastrico.

Libro di bordo della manica gastrica

Data: / /

Peso

Consumo di acqua
1 Coppa = 8 OZ

Farmaci/ integratori

	basso	medio	alto
Qualità del sonno	○	○	○
Livello di energia	○	○	○
Livello di attività	○	○	○

Il mio stato d'animo: cattivo ○○○○ normale ○○○○ buono ○

Esercizio

Note, obiettivi, eventi quotidiani

Registrazione degli alimenti

Alimentazione	Tempo	Immediatamente	Dopo 1 ora	Dopo 3 ore

Traccia la dieta, l'umore, i pasti, le calorie, i farmaci/gli integratori, l'esercizio fisico, il peso e l'intervento di bypass gastrico.

Libro di bordo della manica gastrica

Data :   / /

Peso

Consumo di acqua
1 Coppa = 8 OZ

Farmaci/ integratori

	basso	medio	alto
Qualità del sonno	○	○	○
Livello di energia	○	○	○
Livello di attività	○	○	○

Il mio stato d'animo cattivo ○○○○ normale ○○○○ buono ○

Esercizio

Note, obiettivi, eventi quotidiani

Registrazione degli alimenti

Alimentazione	Tempo	Immediatamente	Dopo 1 ora	Dopo 3 ore

Traccia la dieta, l'umore, i pasti, le calorie, i farmaci/gli integratori, l'esercizio fisico, il peso e l'intervento di bypass gastrico.

Libro di bordo della manica gastrica

Data : / /

Peso

Consumo di acqua
1 Coppa = 8 OZ

Farmaci/ integratori

	basso	medio	alto
Qualità del sonno	○	○	○
Livello di energia	○	○	○
Livello di attività	○	○	○

Il mio stato d'animo — cattivo ○○○○ normale ○○○ buono ○○

Esercizio

Note, obiettivi, eventi quotidiani

Registrazione degli alimenti

Alimentazione	Tempo	Immediatamente	Dopo 1 ora	Dopo 3 ore

Traccia la dieta, l'umore, i pasti, le calorie, i farmaci/gli integratori, l'esercizio fisico, il peso e l'intervento di bypass gastrico.

Libro di bordo della manica gastrica

Data : / /

Peso

Consumo di acqua
1 Coppa = 8 OZ

Farmaci/ integratori

	basso	medio	alto
Qualità del sonno	○	○	○
Livello di energia	○	○	○
Livello di attività	○	○	○

Il mio stato d'animo — cattivo ○○○ normale ○○○○ buono ○○

Esercizio

Note, obiettivi, eventi quotidiani

Registrazione degli alimenti

Alimentazione	Tempo	Immediatamente	Dopo 1 ora	Dopo 3 ore

Traccia la dieta, l'umore, i pasti, le calorie, i farmaci/gli integratori, l'esercizio fisico, il peso e l'intervento di bypass gastrico.

Libro di bordo della manica gastrica

Data: / /

Peso

Consumo di acqua
1 Coppa = 8 OZ

Farmaci/ integratori

	basso	medio	alto
Qualità del sonno	○	○	○
Livello di energia	○	○	○
Livello di attività	○	○	○

Il mio stato d'animo — cattivo ○○○○ normale ○○○ buono ○○

Esercizio

Note, obiettivi, eventi quotidiani

Registrazione degli alimenti

Alimentazione	Tempo	Immediatamente	Dopo 1 ora	Dopo 3 ore

Traccia la dieta, l'umore, i pasti, le calorie, i farmaci/gli integratori, l'esercizio fisico, il peso e l'intervento di bypass gastrico.

Libro di bordo della manica gastrica

Data: / /

Peso

Consumo di acqua
1 Coppa = 8 OZ

Farmaci/ integratori

	basso	medio	alto
Qualità del sonno	○	○	○
Livello di energia	○	○	○
Livello di attività	○	○	○

Il mio stato d'animo — cattivo ○○○○ normale ○○○ buono ○○

Esercizio

Note, obiettivi, eventi quotidiani

Registrazione degli alimenti

Alimentazione	Tempo	Immediatamente	Dopo 1 ora	Dopo 3 ore

Traccia la dieta, l'umore, i pasti, le calorie, i farmaci/gli integratori, l'esercizio fisico, il peso e l'intervento di bypass gastrico.

Libro di bordo della manica gastrica

Data : / /

Peso

Consumo di acqua
1 Coppa = 8 OZ

Farmaci/ integratori

	basso	medio	alto
Qualità del sonno	○	○	○
Livello di energia	○	○	○
Livello di attività	○	○	○

Il mio stato d'animo — cattivo ○○○○ normale ○○○ buono ○○

Esercizio

Note, obiettivi, eventi quotidiani

Registrazione degli alimenti

Alimentazione	Tempo	Immediatamente	Dopo 1 ora	Dopo 3 ore

Traccia la dieta, l'umore, i pasti, le calorie, i farmaci/gli integratori, l'esercizio fisico, il peso e l'intervento di bypass gastrico.

Libro di bordo della manica gastrica

Data : / /

Peso

Consumo di acqua
1 Coppa = 8 OZ

Farmaci/ integratori

	basso	medio	alto
Qualità del sonno	○	○	○
Livello di energia	○	○	○
Livello di attività	○	○	○

Il mio stato d'animo — cattivo ○○○○ normale ○○○ buono ○○

Esercizio

Note, obiettivi, eventi quotidiani

Registrazione degli alimenti

Alimentazione	Tempo	Immediatamente	Dopo 1 ora	Dopo 3 ore

Traccia la dieta, l'umore, i pasti, le calorie, i farmaci/gli integratori, l'esercizio fisico, il peso e l'intervento di bypass gastrico.

Libro di bordo della manica gastrica

Data : / /

Peso

Consumo di acqua
1 Coppa = 8 OZ

Farmaci/ integratori

	basso	medio	alto
Qualità del sonno	○	○	○
Livello di energia	○	○	○
Livello di attività	○	○	○

Il mio stato d'animo — cattivo ○○○○ normale ○○○ buono ○○

Esercizio

Note, obiettivi, eventi quotidiani

Registrazione degli alimenti

Alimentazione	Tempo	Immediatamente	Dopo 1 ora	Dopo 3 ore

Traccia la dieta, l'umore, i pasti, le calorie, i farmaci/gli integratori, l'esercizio fisico, il peso e l'intervento di bypass gastrico.

www.ingramcontent.com/pod-product-compliance
Lightning Source LLC
LaVergne TN
LVHW012119070526
838202LV00056B/5788